Table des matières

Préface	2
Réception	5
Anamnese	11
Massage	22
Thérapie manuelle	27
Facilitation neuromusculaire par la proprioception	38
Mulligan	44
Exercices	47
Reprise de la marche	54
Drainage lymphatique	56
Electrothérapie	60
Rééducation du périnée	63
Thérapie respiratoire	67
Pratique	70
Mot de la fin	72
Bibliographie	73

Préface

Qui suis-je ?

je m'appelle Caroline Braun et je suis la créatrice du Little Physio.

J'ai fait des études de traduction et travaillé comme traductrice indépendante pendant plusieurs années avant de changer complètement de voie et de devenir kinésithérapeute.

Cela fait maintenant plus de dix ans que je travaille dans la kinésithérapie, au début dans des hôpitaux et ensuite dans des cabinets.

Pourquoi le Little Physio ?

Tout au long de ces années, je me suis rendue compte des problèmes que posait le **manque de compréhension entre thérapeutes et patients étrangers** et des **conséquences désastreuses de cela sur la thérapie et la guérison des patients.**

Beaucoup de personnes disent que c'est au patient d'apprendre la langue du pays dans lequel il vit mais ce n'est pas toujours possible ou pas encore fait.

De plus, certains patients sont ici en vacances, ils visitent des membres de leur famille ou sont là pour le travail.

En tant que kinésithérapeute, je ne suis pas là pour juger mais pour effectuer ma thérapie et c'est à moi de me donner les moyens de la faire du mieux que je peux.

C'est la raison pour laquelle j'ai créé le Little Physio.

Ce **traducteur** est composé de **plusieurs centaines de phrases** qui permettent au thérapeute de **communiquer avec le patient étranger** et d'**effectuer sa thérapie beaucoup plus rapidement et facilement.**

Pour une utilisation simple, le livre est divisé en plusieurs chapitres comme "réception", "massage", "exercices", "drainage lymphatique" etc.

Ainsi, il est beaucoup plus facile et rapide de trouver les phrases dont vous avez besoin.

Pour compléter le livre, vous avez l'opportunité de vous procurer l'application pour téléphone mobile android, tablette android, ou bien Iphone ou Ipad.

L'application "Littlephysio" est disponible sur le Googleplaystore et sur l' appstore de Apple.

L'application est une version audio du livre, elle permet à votre portable ou à votre tablette de "parler" à votre place.
Vous appuyez sur la phrase que vous voulez et votre portable dit la phrase au patient dans sa langue.

Vous pouvez voir une démonstration à cette adresse: youtube ou littlephysio.com

Je pense que lorsqu'on devient kinésithérapeute, c'est parce qu'on désire aider son prochain et ceci qu'il parle notre langue ou pas.

Maintenant, c'est possible :)

Caroline Braun

Réception

1. Bonjour
Iyi günler

2. Je suis...
Ben ...

3. Avez-vous une ordonnance?
Rezeptiniz varmı?

4. OUI
Evet

5. NON
Hayır

6. Avez-vous une carte vitale?
Sigortakartınız varmı?

7. Pouvez-vous apporter votre carte vitale la prochaine fois?

Birdahki sefere sigorta kartını getire bilirmisiniz

8. Pouvez-vous m'écrire votre numéro de téléphone, s'il vous plait?

Telefon numaranızı yaza bilirmisiniz

9. Il y a une erreur sur l'ordonnance, vous devez retourner chez le medecin pour qu'il la corrige.

Bu yalnış bir recete, doktorunuza bir başka recete isteyiniz

10. Avez-vous un rapport du médecin / des radios, des tomographies?

Doktorunuzdan bir bildiri, Röntgen, CT resimleri varmı?

11. Pouvez-vous amener les radios, les tomographies la prochaine fois?

Birdahki sefere CT resimlerinizi getire bilirmisiniz

12. Voici vos rendez-vous

Bunlar sizin terminleriniz

13. Si les rendez-vous ne vous conviennent pas, dites le moi
Terminler size uygun degilse bana bildiriniz

14. Ça ne va pas?
Burada olmaz

15. Pas ce jour là?
Bu günde olmaz

16. Plutôt le matin
Öğleden önce daha iyi?

17. Plutôt l'après-midi
Öğleden sonra daha iyi?

18. Lundi
Pazartesi

19. Mardi
Salı

20. Mercredi
Çarşamba

21. Jeudi
Perşembe

22. Vendredi
Cuma

23. Samedi
Cumartesi

24. Dimanche
Pazar

25. Je suis désolée, vous êtes en avance
Özür dilerim, ama erken geldiniz

26. Je suis désolée, vous êtes en retard
Özür dilerim, ama geç geldiniz

27. Ce n'est pas possible cette semaine
Bu hafta olmaz

28. Ce n'est pas possible aujourd'hui
Bugün olmaz

29. A partir de la semaine prochaine
En geç birdahaki hafta

30. A partir du mois prochain
En geç birdahaki ay

31. La / le thérapeute est en vacances
Terapist izinde

32. La / le thérapeute est malade
Terapist hasta

33. Voulez-vous un autre thérapeute ?
Başka bir terapisti kabul edermisiniz

34. OUI
Evet

35. NON
Hayır

36. Voulez-vous avoir le / la même thérapeute?
Aynı terapist te kalmak istiyormusunuz?

37. Voulez-vous attendre que le / la thérapeute revienne?

Terapist gelmesini beklemek istiyormusunuz?

38. Voici votre facture.

Faturanız burada

39. Voulez-vous payer maintenant ?

Şimdi ödemek istermisiniz

40. Voulez-vous payer contant?

Bar mı ödemek istiyorsunuz?

Anamnese

1. **Deshabillez vous s'il vous plait**
   Lütfen üzerinizi soyunun

2. **Pouvez-vous enlevez votre haut?**
   Üst tarafınızı çıkarınız

3. **Pouvez-vous enlever votre pantalon?**
   Pantolonunuzu çıkarınız

4. **Pouvez-vous enlever votre jupe?**
   Eteginizi çıkarınız

5. **Avez-vous des douleurs?**
   Agrınız varmı

6. **Oui**
   Evet

7. Non

Hayır

8. Montrez moi où vous avez des douleurs

Nerenizde agrınız var bana gösteriniz

9. Où sont vos douleurs ?

Nerede agrınız var?

10. Les douleurs se diffusent-elles dans le bras?

Agrınız kolunuza tesir ediyormu?

11. Les douleurs se diffusent-elles dans la jambe?

Agrınız ayagınıza tesir ediyormu?

12. Où les douleurs se diffusent-elles ?

Agrınız nerenize tesir ediyor?

13. Montrez moi

Bana gösteriniz

14. Avez-vous des zones insensibles?
 Uyuşukluk varmı ?

15. Où?
 Nerede?

16. Avez-vous des paralysies, faiblesses musculaires?
 Tutukluk varmı ?

17. Avez-vous des fourmis?
 Karıncılanma varmı ?

18. Où?
 Nerede?

19. Depuis quand?
 Ne zamandan beri?

20. Depuis plusieurs jours
 Günlerdir

21. Depuis plusieurs semaines
 Haftalardir

22. Depuis plusieurs mois
   Aylardir

23. Depuis plusieurs années
   yillardir

24. Comment est la douleur?
   Agrınız ne şekilde

25. Lancinante
   Igne batar şekilde

26. Diffuse
   Sızı şeklinde

27. Par élancements
   Ceker şekilde

28. La douleur a-t-elle commencé doucement?
   Yavaşmı Başladı agrınız?

29. La douleur a-t-elle commencé d'un seul coup?
   Hızlımı Başladı agrınız?

30. La douleur persiste-t-elle longtemps?
Agrınız uzun bir şüre devam ediyormu?

31. Plusieurs secondes
Saniyelerce

32. Plusieurs minutes
Dakikalarca

33. Plusieurs heures
Saatlerce

34. Plusieurs jours
Günlerce

35. Avez-vous eu un accident?
Kaza geçirdinizmi?

36. Avez-vous déjà recu des soins ?
Müdahale edildimi

37. Oui
Evet

38. Non
   Hayır

39. Faites vous de l'hypertension?
   Tansiyonunuz varmı ?

40. Avez-vous le diabète?
   Diyabet hastalığınız varmı ?

41. Avez-vous des vertiges?
   Başınız dönüyormu?

42. Etes vous enceinte?
   Hamilemisiniz?

43. Depuis combien de mois?
   Kacıncı aydasınız?

44. Prenez vous des antidouleurs?
   Agrı ilaçları Kullanıyormusunuz?

45. Prenez vous des anticoagulants? / des médicaments?
   Kan inceltici ilaç Kullanıyormusunuz?

46. Avez-vous des problèmes de thyroide?
   Kuadırınız varmı?

47. Avez-vous des problèmes cardiaques?
   Kalp probleminiz varmı?

48. Avez-vous des maux de tête?
   Baş agrınız varmı?

49. Vous êtes vous fait opérer?
   Ameliyal oldunuzmu?

50. Quand vous êtes vous fait opérer?
   Nezaman ameliyat oldunuz?

51. Il y a quelques jours
   Birkaç gün

52. Il y a quelques mois
   Birkaç ay

53. Il y a quelques années
   Birkaç yıl

54. Vous devez aller chez le médecin

Doktora gitmek sorundasınız

55. Avez-vous des douleurs liées à une activité / pendant une activité?

Çalışır halde agrınız varmı?

56. Avez-vous des douleurs au repos?

Dinlenik bir halde agrınız varmı?

57. Quand les douleurs sont-elles maximales?

Agrınız ne zaman daha fazla?

58. Le matin

Sabahları

59. Le soir

Akşamları

60. La nuit

Geceleri

61. Toujours pareil

Herzaman aynı

62. En marchant quand ça monte
Yürürken üst tarafa doğru

63. En marchant quand ça descend
Yürürken alt tarafa doğru

64. En montant les escaliers
Merdivenleri cikarken

65. En descendant les escaliers
Merdivenleri inerken

66. Quand vous restez assis(e) longtemps?
uzun oturdugum zaman

67. Après être resté assis(s) longtemps?
Uzun süre oturduktan sonra

68. Lors de très petits mouvements?
Kisa hareketlerde

69. Êtes vous allé(e) à l'hôpital/ en cure?
Hasta kur ziyaretinde bulundunuzmu?

70. Combien de temps?
Nekadar?

71. Plusieurs jours
Günlerdir

72. Plusieurs semaines
Haftalardir

73. Plusieurs mois
Aylardir

74. Quand êtes vous sorti(e) de l'hôpital?
Nezaman hastaneden taburcu oldunuz

75. Hier
Dün

76. Avant-hier
Evvelsi gün

77. Il y a quelques jours
Birkaç gün evvel

78. Combien ?
   Kaç tane?

79. Il y a quelques semaines
   Birkaç hafta önce

80. Il y a quelques mois
   Birkaç ay önce

Massage

1. **Vous pouvez vous déshabiller**
   Lütfen üzerinizi soyun

2. **Pouvez-vous enlever votre haut?**
   Üst tarafınızı çıkarınız

3. **Pouvez-vous enlever votre pantalon?**
   Pantolonunuzu çıkarınız

4. **Pouvez-vous enlever votre jupe?**
   Eteginizi çıkarınız

5. **Couchez vous sur le dos**
   Sırt üstü yatınız

6. **Couchez vous sur le ventre**
   karnınızın üstüne yatınız

7. Couchez vous sur le côté droit
Sag tarafınıza yatınız

8. Couchez vous sur le côté gauche
Sol tarafınıza yatınız

9. La tête ici, s'il vous plait
Başınız buraya lütfen

10. Voulez-vous une couverture?
Bastanıye istermisiniz?

11. Avez-vous froid
Üsuyormusunuz?

12. Avez-vous trop chaud?
Sıcaklıyormusunuz?

13. Mettez votre bras drois en bas
Sag kolunuzu aşagıya indirin

14. Mettez votre bras droit en haut
Sag kolunuzu yukarıya kaldırınız

15. Mettez votre bras droit le long du corps
Sag kolunuzu vucudunuza doğru tutun

16. Mettez votre bras gauche en bas
Sol kolunuzu indirin

17. Mettez votre bras gauche en haut
Sol kolunuzu kaldırın

18. Mettez votre bras gauche le long du corps
Sol kolunuzu vücudunuza doğru tutun

19. Asseyez vous, s'il vous plait
Lütfen oturunuz

20. Détendez vos épaules
omuzunuzu serbest birakin

21. Regardez devant vous
öne doğru bakınız

22. Ça fait mal?
Acıyor mu?

23. Est-ce que je vous fais mal?
Acıtıyormuyum?

24. Montrez moi ou ça fait mal
Neresi agrıdıgını bana gösterin

25. Est-ce-que la pression est bonne / est-ce que j'appuie bien?
Bu baskı iyimi?

26. OUI ?
evet

27. NON?
Hayır

28. Plus fort ?

Fazla?

29. Moins fort?

Daha az?

30. C'est mieux?

Daha iyi?

31. C'est moins bien?

Daha kötü?

Thérapie manuelle

1. **Vous pouvez vous déshabiller**
   Lütfen üzerinizi soyun

2. **Pouvez-vous enlever votre haut?**
   Üst tarafınızı çıkarınız

3. **Pouvez-vous enlever votre pantalon?**
   Pantolonunuzu çıkarınız

4. **Pouvez-vous enlever votre jupe?**
   Eteginizi çıkarınız

5. **Oú Avez-vous mal / des douleurs?**
   Ağrınız nerede?

6. **Est-ce que vous allez mieux depuis la dernière thérapie?**
   Son müdahaleden sonra iyilesme varmı?

7. Est-ce moins bien qu'avant?

Dahamı kötü oldu?

8. Avez-vous plus de douleurs maintenant?

Daha fazla agrınız varmı?

9. Avez-vous moins de douleurs maintenant?

Daha az agrınız varmı?

10. Où sont les douleurs maintenant / Où Avez-vous mal maintenant

Şimdi agrılar nerede?

11. Tenez vous sur une jambe

Bir ayakta durunuz

12. Maintenant, tenez vous sur l'autre jambe

Şimdi diger ayagınızın üzerinde durunuz

13. Tenez vous debout seulement sur les talons

Topugunuzun üzerinde durunuz

14. Tenez vous debout sur la pointes des pieds
Parmak uclarinin üzerinde durunuz

15. Asseyez vous
Oturunuz

16. Faites le dos rond
Kendinizi bükünüz

17. Mettez la tête en avant / posez le menton sur votre sternum
Başınızı eginiz

18. Ça tire?
Cekme varmı?

19. Ça fait mal / C'est douloureux?
Acı vericimi?

20. C'est moins douloureux comme ça?
Dahamı az?

21. C'est plus douloureux comme ça?
Dahamı fazla?

22. C'est mieux ?
Iyimi?

23. C'est pire?
Kötümü?

24. Soulevez la tête
Başınızı kaldırınız

25. Regardez en l'air
Başınızı yukarı

26. Regardez vers le bas / baissez la tête
Başınızı aşagıya

27. Tournez la tête à gauche
Başınızı sola döndürünüz

28. Tournez la tête à droite
   Başınızı sağa ceviriniz

29. Penchez la tête à gauche
   Başınızı sola eğiniz

30. Penchez la tête à droite
   Başınızı saga eğiniz

31. Détendez / restez détendu(e)
   Serbest bırakınız

32. N'essayez pas de m'aider, je fais le mouvement, vous restez détendu(e)
   Yardım etmeyiniz, ben hareketleri yapacagım, siz serbest birakın

33. Levez les bras
   Kollar yukarı

34. Levez le bras droit
   Sag kol yukarı

35. Baissez le bras droit
Sag kol aşagıya

36. Levez le bras gauche
Sol kol yukarı

37. Baissez le bras gauche
Sol kol aşagıya

38. Pliez la jambe
Bacaklarınız eginiz

39. Tendez la jambe
Bacaklarınız uzatınız

40. Pliez le genou
Dizinizi eginiz

41. Tendez le genou
Dizinizi uzatınız

42. Levez la jambe
   Bacagınızı kaldırınız

43. Couchez vous sur le dos
   Sırt üstü yatınız

44. Couchez vous sur le ventre
   Karnınızın üstüne yatınız

45. Couchez vous sur le côté droit
   Sag tarafınıza yatınız

46. Couchez vous sur le côté gauche
   Sol tarafınıza yatınız

47. La tête ici, s'il vous plait
   Başınız buraya lütfen

48. Asseyez vous
   Oturunuz

49. Faites le mouvement avec moi.

Hareketleri birlikte yapınız

50. Poussez contre ma pression

Aksi yönde hareket ediniz

51. Poussez plus fort

Daha sert hareket ediniz

52. Poussez moins fort

Daha hafif hareket ediniz

53. Ceci est un exercice à faire à la maison

Evde yapacagınız hareketler

54. Pliez les jambes et posez les pieds sous les genoux

Bacaklarınızı kaldırınız

55. Contractez les muscles du ventre / faites marcher vos abdominaux

Karnınızı kasınız

56. Contractez les muscles fessiers
Kalçanızı kasınız

57. Contractez les muscles des jambes
Bacaklarınızı kasınız

58. Contractez les muscles des bras
Kollarınızı kasınız

59. Détendez vos muscles / vous
Serbest bırakın

60. Il est possible que cela fasse un peu mal
Biraz acıması mümkün

61. Je vous montre, ensuite vous le faites
Ben size göstereyim, siz tekrarlayın

62. Faites trois séries à 10 répétitions
3 Adet 10 defa tekrarlayın

63. Faites trois séries à 15 répétitions

3 Adet 15 defa tekrarlayın

64. Faites trois séries à 20 répétitions

3 Adet 20 defa tekrarlayın

65. Faites trois séries à 30 répétitions

3 Adet 30 defa tekrarlayın

66. Une fois par semaine

Bir defa haftada

67. Deux fois par semaine

Iki defa haftada

68. Trois fois par semaine

Üç defa haftada

69. Une fois par jour

Günde bir defa

70. Deux fois par jour
   Günde iki defa

71. Trois fois par jour
   Günde üç defa

72. Faites l'exercice devant le miroir
   Hareketleri aynanın önünde yapınız

73. Asseyez vous devant le miroir
   Aynanın önünde oturunuz

74. Restez debout devant le miroir
   Aynanın önünde durunuz

75. Ça ne doit pas faire mal
   Ağrı hisetmemeniz gerekir

76. Ça ne doit pas arriver
   Bunun olmaması gerekir

Facilitation neuromusculaire par la proprioception

1. **Couchez vous sur le dos**
   Sırt üstü yatınız

2. **Couchez vous sur le ventre**
   Karnınızın üstüne yatınız

3. **Couchez vous sur le côté droit**
   Sag tarafınıza yatınız

4. **Couchez vous sur le côté gauche**
   Sol tarafınıza yatınız

5. **La tête ici, s'il vous plait**
   Başınız buraya lütfen

6. **Je vous montre comment faire le mouvement.**
   Hareketlerin nasıl olacağını ben size göstereyim

7. Je fais le mouvement, vous laissez le bras détendu

Ben hareketleri yapıyorum, siz kolunuzu gevşek tutunuz

8. Je fais le mouvement, vous laissez la jambe détendue

Ben hareketleri yapıyorum, siz ayağınızı gevşek tutunuz

9. Maintenant, appuyez/poussez contre ma pression

şimdi hareketlerime karşı durun

10. Ouvrez les doigts et la main

Parmakları, Eli acınız

11. Fermez les doigts et la main

Parmakları, elinizi kapatınız

12. Tendez le coude

Dir seginizi uzatınız

13. Pliez le coude
Dir seginizı cekiniz

14. Levez la jambe
Bacagınızı kaldırınız

15. Baissez la jambe
Bacagınızı indiriniz

16. Contractez la jambe dans cette direction
Bacagınızı yöne göre ayarlayınız

17. Pliez le genou
Dizinizi eginiz

18. Tendez le genou
Dizinizi uzatın

19. Pliez la hanche
Kalçanızı eğin

20. Tendez la hanche
Kalçanız uzatınız

21. Détendez vous / détendez vos muscles
Serbest bırakın

22. Plus
çok

23. Moins
Az

24. Plus fort
Fazla?

25. Moins fort
Daha az?

26. Moins vite
Daha yavaş

27. Plus vite
  Daha hızlı

28. Appuyez, poussez vers le haut
  Yukarı doğru basdırınız

29. Appuyez, poussez vers le bas
  Aşagı doğru basdırınız

30. Maintenant dans l'autre direction
  Şimdi diger tarafa

31. En direction de l'épaule de l'autre côté
  Hareket karşı yöndeki omuza

32. En direction de la hanche de l'autre côté
  Hareket karşı yöndeki kalçaya

33. Vers l'oreille
  Yön kulak

34. Vers le nez
   Yön burun

35. Vers la fenêtre
   Yön Pencere

36. Vers la porte
   Yön kapi

37. Vers le mur
   Yön durar

38. Vers l'horloge
   Yön saat

Mulligan

1. Montrez moi quel mouvement vous provoque des douleurs

Hangi harekete agrınız var

2. Détendez vous / restez détendu

Serbest bırakınız

3. Maintenant, recommencez le mouvement.

Hareketi tekrarlayınız

4. C'est mieux?

Dahami iyi?

5. Avez-vous des douleurs en montant les escaliers?

Agrınız varmı merdüwenden cıkarsanıs ?

6. Avez-vous des douleurs en descendant les escaliers?

Agrınız varmı merdüwenden asaya inerken ?

7. C'est mieux comme ça?

Böyle dahami iyi?

8. Vous ne devez pas avoir de douleurs, si ça fait mal, dites stop.

Agrınız olmaması gerekir, acı duyarsanız "Dur" deyiniz

9. Si la ceinture vous fait mal, je peux mettre un petit coussin entre vous et la ceinture.

Kayış acıtıyorsa arasına singer koyayım

10. Vous pouvez faire cet exercice à la maison avec une serviette.

Evde bu hareketleri havlu ile yapa bilirsiniz

11. Vous pouvez faire cet exercice à la maison avec une bande élastique.

Evde bu hareketleri therabandla yapa bilirsiniz

12. Vous pouvez faire cet exercice à la maison avec un baton.

Evde bu hareketleri degnekle yapa bilirsiniz

13. Vous pouvez acheter la balle dans un magasin de sport.

Topu spor dükanindan satin alabilirsiniz

14. Vous pouvez acheter la bande élastique dans un magasin de sport.

Theraband d spor dükanindan satin alabilir

15. Elle doit être rouge

Kırmızı olsun

16. Elle doit être verte.

Geşi olsun

Exercices

1. Pliez
 Egilin

2. Tendez
 Uzanın

3. Contractez vos muscles
 Kasılın

4. Détendez vos muscles
 Serbest bırakın

5. Le postérieur en arrière
 Alnınız arkaya

6. Contractez vos abdominaux / gardez les abdominaux contractés
 Karnınızı kasın, kasılmış bırakın

7. Restez comme ça quelques secondes, ensuite détendez vos muscles

Birkaç sanıye böyledurun, sonra serbest bırakın

8. Il ne doit y avoir aucun mouvement.

Hareket olmamak zorunda

9. Ceci est pour la coordination

Kordine için

10. Faites trois séries à 10 répétitions

3 Kere 10 adet tekrarlayın

11. Faites trois séries à 15 répétitions

3 Adet 15 defa tekrarlayın

12. Faites trois séries à 20 répétitions

3 Adet 20 defa tekrarlayın

13. Faites trois séries à 30 répétitions

3 Adet 30 defa tekrarlayın

14. Faites une pause entre les séries
Seriler arasında mola verin

15. Quelques secondes
Birkaç saniye

16. Quelques minutes
Birkaç dakika

17. Combien
Kaç tane?

18. Une fois par semaine
Bir defa haftada

19. Deux fois par semaine
Iki defa haftada

20. Trois fois par semaine
Üç defa haftada

21. Une fois par jour
Günde bir defa

22. Deux fois par jour
Günde iki defa

23. Trois fois par jour
Günde üç defa

24. Faites l'exercice devant le miroir
Hareketleri aynanın önünde yapınız

25. Asseyez vous devant le miroir
Aynanın önünde oturunuz

26. Restez debout devant le miroir
Aynanın önünde durunuz

27. Ceci est pour la musculation
Bu güç toplamanız için

28. faites le tous les jours à la maison
Evde her gün yapınız

29. Faites les exercices devant le miroir pour pouvoir corriger les erreurs.

Hareketleri aynanın karşısında yapınız, kendiniz kontrol edebilmeniz için

30. Cela ne doit pas arriver

Bunun olmaması gerekir

31. Comme ça, c'est faux

Bu yalnış

32. Comme ça, c'est bien

Böyle doğru

33. Lentement

Yavaş

34. Plus lentement

Daha yavaş

35. Vite

Hızlı

36. Plus vite
Daha hızlı

37. Pas de mouvements brusques
Acil hareket etmeyiniz

38. Vous ne devez pas avoir de douleurs pendant des exercices.
Hareketlerde acı hissetmemeniz gerekir

39. Si vous avez des douleurs pendant les exercices, ne les faites plus et dites le moi la prochaine fois
Hareketleri yaparken agrı hissederseniz, yapayınız ve bana bir dahaki sefere söyleyiniz

40. Avez-vous fait les exercices?
Hareketleri yaptınızmı?

41. Avez-vous eu des douleurs?
Agrı hisettinizmi?

42. Montrez moi où vous avez eu des douleurs
Nerede agrınız var bana gösteriniz

43. Montrez moi comment vous faites l'exercice.
Hareketlerinasıl yaptınız bana gösteriniz

44. Tenez vous debout sur la jambe droite
Sag ayagınızın üzerinde durunuz

45. Tenez vous debout sur la jambe gauche
Sol ayagınızın üzerinde durunuz

46. Tenez vous debout sur une jambe
Bir ayagınızın üzerinde durunuz

47. Ceci est pour l'équilibre
Bu denge için

48. Essayez de ne pas tanguer
Hareketsıs durunuz

49. Essayez d'intégrer ce mouvement dans votre quotidien
Bu hareketleri yaşamınızda uygulayın

Reprise de la marche

1. Tenez vous droit(e)

Düz durunuz

2. Faites des pas plus petits

Kısa adımlar atınız

3. Faites des pas plus grands

Uzun adımlar atınız

4. Faites des pas réguliers

Sık adımlar atınız

5. Roulez bien le pied

Ayagınızı bükünüz

6. D'abord le talon, ensuite le pied roule et se propulse en avant avec la pointe du pied

Önce topugunuzun üzerine, sonra parmaklarınızın üzerine durunuz

7. Les béquilles accompagnent toujours la jambe malade

Bastonunuz hasta ayağınızla birlikte gider

8. Laissez les bras détendus le long du corps

Kollarınızı vucudunuzda paralel olarak sallayınız

Drainage lymphatique

1. **On ne doit pas vous faire de prise de sang ou prendre votre tension à ce bras.**

   Bu kolda tansiyan yada igne vurunmayınız

2. **Vous devez faire attention à ne pas vous blesser**

   Mümkün oldugu kadar yaralanmayınız

3. **Vous ne devez pas prendre de bain brûlant ou prendre de bain de soleil**

   Sicak banyo yapmayınız veya güneş altinda fazla kalmayınız

4. **Si vous remarquez une éruption cutanée, rendez vous immédiatement chez le médecin.**

   Aci verici bir vakkada hemen doktora gidiniz

5. **Surélevez les jambes souvent, plusieurs fois par jour.**

   Bacaklarınızı günde birkaç defa yukarı kaldırınız

6. Surélevez la jambe souvent, plusieurs fois par jour.
Bacagınızı günde birkaç defa yukarı kaldırınız

7. Surélevez le bras souvent, plusieurs fois par jour.
Kolunuzu günde birkaç defa yukarı kaldırınız

8. Avez-vous un bas de compression?
Kombres corabınız varmı?

9. Avez-vous des bas de compression?
Kombres coraplarınız varmı?

10. Vous devez porter le bas tous les jours.
Corabi hergün giymelisiniz

11. Vous devez porter les bas tous les jours.
Corapları her gün giymelisiniz

12. Vous devez porter le bas jour et nuit.
Corabi gece gündüz giymelisiniz

13. Vous devez porter les bas jour et nuit.

Corapları gece gündüz giymelisiniz

14. Vous ne devez pas porter de vêtements trop serrés.

Sıkı kıyafetlerden kacınınız

15. Couchez vous sur le dos

Sirt üzeri yatınız

16. Tournez vous sur le ventre

Karnınızın üzerine dönünüz

17. Pouvez-vous vous coucher sur le ventre ou préfèrez vous vous assoir?

Karnınızın üzerine uzana biliyormusunuz yada oturmakmı istersiniz

18. Assis(e)?

Oturun?

19. Pliez la jambe et posez le pied sous le genoux

Ayak yukarı

20. Pliez les jambes et posez les pieds sous les genoux
  Ayaklar yukarı

21. Rapprochez vous un peu de moi
  Biraz bana doğru kayınız

22. Mettez vous un peu plus à gauche
  Sol tarafa kayınız

23. Mettez vous un peu plus à droite
  Sag tarafa kayınız

24. Mettez vous un peu plus haut
  Bas yukarı kayınız

25. Mettez vous un peu plus bas
  Ayak aşagi kayınız

26. Ça fait mal?
  Aciyormu?

27. Ça ne doit pas faire mal
  Aci hisset memeniz gerekir

Electrothérapie

1. Je vais poser deux électrodes
   Iki elektrot baglayacagım

2. Je vais poser quatre électrodes
   Dört elektrot baglayacagım

3. Il n'y a pas encore de courant électrique
   Henüz ceyran akmamakta

4. Je monte un peu la puissance électrique
   Ceyranı yavas yukarı cıkar tıyorum

5. Dites le moi, dès que vous sentez l'électricité
   Ceyran hissettiginiz taktirde bana bildiriniz

6. Sentez vous l'électricité?
   Ceyranı hissediyormusunuz

7. Ça doit être agréable
   Iyi bir his vermesi gerekiyor

8. Est-ce agréable?

Iyi bir his veriyormu?

9. Vous ne devez sentir qu'un léger courant électrique

Ceyranı cok hafif bir şekilde hissetmelisiniz

10. Je baisse maintenant la puissance électrique jusqu'à ce que vous ne sentiez plus le courant.

Ceyranı şimdi acagıya indiriyorum birşey hissetmeyene kadar

11. Cela va durer environ dix minutes

Aşagı yukarı on dakika sürer

12. Cela va durer environ quinze minutes

Aşagı yukarı onbeş dakika sürer

13. Cela va durer environ vingt minutes

Aşagı yukarı yirmi dakika sürer

14. Lorsque c'est terminé, je reviens enlever les électrodes.

Bittiği zaman elektrotları cikarmaya gelecegim

15. S'il y a un problème, appelez moi.
   Bir probleminiz olursa cagrın beni

16. Je suis à côté
   Ben yan taraftayım

Rééducation du périnée

Court

1. **Le périnée est un muscle qui se situe entre le pubis et le coccys.**

   Kalça alt kası kasıkkemiği ile arasın oturma kemiğinin

2. **Sa fonction principale est de fermer les ouvertures qui s'y trouvent.**

   Onun görevi, oradaki açık olan bölümü kapatmaktır

3. **Il travaille avec les muscles abdominaux et le diaphragme.**

   Karın kasları ve böleceğinizle birlikte çalışır

4. **C'est pour cela que ces muscles doivent aussi travailler pour remuscler le périnée.**

   Bu yüzden bu kasları birlikte çalıştırmak gerekiyor kalça alt kasını güçlendirmek için

5. **Essayez de contracter le périnée en faisant comme si vous deviez aller aux toilettes mais que vous ne pouviez pas.**

Kalça alt kaslarınkı kasınız, tuvalete gitmeniz gerektiğini ancak yapamadığınız hisini vermesi gerekiyor

<u>Long</u>

1. **Le Périnée est le muscle situé entre les os coxaux latéraux (les os sur lesquels on s'assoit) le coccyx et le pubis.**

Kalça alt kası, sag ve sol kuyruk kemiği, kasık kemiği ve oturma kemiğinin arasındakı kastır

2. **La fonction principale du périnée est le contrôle de la continence. Grâce à un entrainement régulier, vous pourrez éviter une incontinence ou améliorer la situation dans le cas d'une incontinence déjà présente.**

Kalça alt kası, idrar ve diskiliğinızı kontrol altında tutmanıza yardımcı olar

3. **Le périnée protège et soutient les organes situés dans le bassin. C'est pour cette raison qu'un entrainement du périnée permet d'éviter une descente d'organes.**

Bunun yanında kalça alt kasığı, iç karın organlarını tutar ve alttan destekler. Bu yüzden kalça alt kas ant man çalişmalarıda sorunsuz çökmelere karşı kaya bilirsiniz

4. **Afin de fonctionner correctement, le périnée travaille avec les muscles abdominaux et le diaphragme, le muscle respiratoire le plus important.**

Bu görerleri yapabilmeniz için, kalça alt kası, karın kası ve böleçiinizle birlikte çalışırı en önemli nefes kaslarıdır

5. **C'est pour cette raison qu'il faut faire travailler ces muscles afin de remuscler le périnée.**

Bu yüzden bu kasleri birlikte çalıştırmak gerekiyor kalça alt kasını güçlendirmek için

6. **Essayez de contracter votre périnée en vous imaginant que vous fermer votre anus et votre vagin.**

Kalça alt kaslarınızı kasınız, vajinanızın kapandığını hissi vemesi gerekiyor

7. Essayez de contracter votre périnéé en le contractant comme si vous aviez besoin d'aller aux toilettes mais que vous ne pouviez pas.

Kalça alt kaslarınız kasınız, tuvalette gitmeniz gerektiğini ancak yapamadığınızın hissini vermesi gerekiyor

8. Inspirez profondément, contractez votre ventre et expirez en même temps.

Derin nefes alın, nefes verirken karnınızı kasınız

9. Je vous montre et ensuite vous le faites.

Ben size gösteriyorum, siz sonra tekrarlayın

Thérapie respiratoire

1. Inspirez par le nez

Burundan nefes alınız

2. Expirez par la bouche

Agizdan nefes veriniz

3. Je vous montre, ensuite vous le faites.

Ben yapıyorum siz tekrar ediniz

4. Lentement

Yavaş

5. Plus lentement

Daha yavaş

6. Vite

Hızlı

7. Plus vite
Daha hızlı

8. Profondément
Derinden

9. Plus profondément
Daha derinden

10. Superficiellement
Gelişi güsel

11. Moins profondément
Daha gelişi güsel

12. Respirez plus dans le ventre
Karniniza hava veriniz

13. Le ventre doit devenir plus gros lorsque vous inspirez
Karnınız büyümeli nefes aldığınızda

14. Posez vos mains sur le ventre
Ellerinizi karnınızın üzerine koyunuz

15. Posez vos mains sur la cage thoracique

Ellerinizi göğüsünüze koyunuz

16. Votre ventre doit faire bouger vos mains lorsque vous inspirez

Elleriniz nefes alip vermenizde hareket etmeli

Pratique

1. Bonjour
Iyi günler

2. Au revoir
Hoşcakalınız

3. S'il vous plaît
Lütfen

4. Merci
Teçekürler

5. Restez relaxé
Serbest bırakınız

6. C'est douloureux?
Acı veriyormu?

7. C' est mieux comme cela?
   Dahami iyi?

8. Plus fort?
   Daha hızlı?

9. Oui
   Evet

10. Non
   Hayır

11. Je suis désolé, je ne comprends pas
   Özür dilerim sizi anliyamıyorum

Mot de la fin

Je tiens à dire merci à tous ceux qui m'ont aidé à écrire la série "Little Physio"

Merci aux traducteurs, aux correcteurs, à ma famille et à mes amis qui ont tous participé de près ou de loin à l'aventure.

Merci aussi à ceux qui ont prêté leur voix pour l'application "Little Physio" ainsi que pour les vidéos de présentation.

Un grand MERCI à mon mari, qui a programmé les applications pour Android et pour Iphone... et pour tout le reste aussi :)

Merci à vous, lecteur fidèle, d'avoir acheté ce livre ou même plusieurs de mes livres (voir page suivante)

et

si vous appréciez le Little Physio, merci de bien vouloir laisser un commentaire sur Amazon, ce serait très gentil de votre part :)

Bibliographie

Série Little Physio

- Français => anglais
- Français => espagnol
- Français => italien
- Français => allemand
- Français => turc

ou

The Big Little Physio

- Français => anglais, espagnol, italien, allemand, turc

Série Le petit coach

- Le petit coach pour plus de bonheur
- Le petit coach pour booster la confiance en soi

Caroline Braun

www.ingramcontent.com/pod-product-compliance
Lightning Source LLC
Chambersburg PA
CBHW071802170526
45167CB00003B/1140